BEI GRIN MACHT SICH IHR WISSEN BEZAHLT

- Wir veröffentlichen Ihre Hausarbeit, Bachelor- und Masterarbeit

- Ihr eigenes eBook und Buch - weltweit in allen wichtigen Shops

- Verdienen Sie an jedem Verkauf

Jetzt bei www.GRIN.com hochladen
und kostenlos publizieren

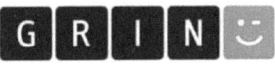

Anonym

Atemstimulierende Einreibung. Anleitung

GRIN Verlag

Bibliografische Information der Deutschen Nationalbibliothek:

Die Deutsche Bibliothek verzeichnet diese Publikation in der Deutschen National-bibliografie; detaillierte bibliografische Daten sind im Internet über http://dnb.d-nb.de/ abrufbar.

Impressum:

Copyright © 2012 GRIN Verlag GmbH
Druck und Bindung: Books on Demand GmbH, Norderstedt Germany
ISBN: 978-3-656-92991-8

Dieses Buch bei GRIN:

http://www.grin.com/de/e-book/295110/atemstimulierende-einreibung-anleitung

Atemstimulierende Einreibung

Anleitung

Hausarbeit im Lehrgang:

Praxisanleiter/ -in in der Pflege

Im Zeitraum vom 27.08.2012

bis 21.12.2012

bei der Bildungsvereinigung Arbeit

und Leben Niedersachsen

in Kooperation mit der

Elisabeth-Selbert-Schule

Abgabe am

26.11.2012

Inhaltsverzeichnis

1 Einleitung

In meiner Hausarbeit habe ich mich mit dem Thema Atemstimulierende Einreibung (ASE) nach Christel Bienstein näher auseinandergesetzt. Die Atmung eines Menschen gibt uns Auskunft über seine Befindlichkeit. Bei unruhigen Menschen ist die Atmung meist oberflächlich und teilweise unregelmäßig. Es besteht also ein Atemmangel, der Patient ist kraftlos.

Die ASE ist eine geeignete, wirksame Maßnahme zur Schmerzreduktion, welche auf wissenschaftlichen Erkenntnissen beruht und dem Konzept der Basalen Stimulation zugeordnet wird. Über die Berührung wird eine Schmerzlinderung durch Entspannung erzielt, die zur Heilung führt. Die ASE dient auch der Schlafförderung und dem Wohlbefinden des Patienten. Die Pflegekraft muss in der Lage sein, sich auf die Maßnahme in Ruhe einzulassen. Dies setzt viel Einfühlungsvermögen und Verständnis bei der Anwendung der ASE voraus. Pflegende müssen sich mit dem ganzen Menschen auseinander setzen und deren Ängste und Aufregungen mit berücksichtigen. Die Hände sollen Ruhe, Entspannung und Sicherheit vermitteln und gleichzeitig eine eindeutige Information weitergeben. „Die Hände müssen „fühlend denken können" und äußerst bewusst eingesetzt werden!" (Bienstein/Fröhlich 2012, S. 182)

In meiner Arbeit möchte ich mich mit folgenden Fragen beschäftigen:

> ➤ Was ist ASE?
> ➤ Welche Bedeutung hat dabei die Atmung?
> ➤ Was versteht man unter Basaler Stimulation?
> ➤ Welche Rolle spielt die Berührung in der Pflege?

Kurz gehe ich auf den geschichtlichen Hintergrund der ASE ein und reiße deren Teilkonzepte an. Des Weiteren stelle ich die Schritte des Anleitungsprozesses der ASE dar, die von Schülerin Nancy, die sich im zweiten Ausbildungsjahr befindet, ausgeführt werden. Dabei zeige ich die Bedingungen am Arbeitsplatz auf, um die Anleitung korrekt durchführen zu können. Bei der Anleitung gehe ich auf die Phasen der Vorbereitung, Durchführung und Nachbereitung ein. Durch klare Formulierungen und Anwendung von Lernaufträgen zeige ich auf, wie das Ziel erreicht wird. Abschließend folgt die Schlussfolgerung.

2 Definitionen und Erläuterungen

Mit der genauen Bestimmung folgender Begriffe möchte ich beginnen:
Atemstimulierende Einreibung, Atmung, und Basale Stimulation.

2.1 Atmung

„*Respiration;* der aus **innerer** und **äußerer Atmung** bestehende Gasaustausch
im Körper" (Reuter 2004, S. 188)

„Atmung ist ein physiologischer Vorgang, der unwillkürlich gesteuert wird, aber
auch willkürlich beinflussbar ist." (Elsevier GmbH 2007, S. 328)

Der Atem drückt unser Lebensgefühl aus. Wenn wir entspannt sind, atmen wir
ruhig und tief. Sobald wir nervös und aufgeregt sind, atmen wir schneller und
flach. So können wir von dem Atemmuster auf Gefühlszustände schließen.
Wiederum ist es auch möglich, durch Beeinflussung der Atmung diese Zustände
zu verändern. Diese wechselseitige Beziehung kann man therapeutisch nutzen.
(vgl. Nydahl/Bartoszek 2012, S. 180)

2.2 Atemstimulierende Einreibung (ASE)

„Eine in der Hand angewärmte Lotion oder Salbe wird mit kreisenden
Bewegungen in einem bestimmten Rhythmus auf den Rücken aufgetragen."
(Kirschnick 2006, S. 251) „Durch sich angleichende Atemrhythmen entsteht
zwischen Patient und Pflegekraft ein kommunikativer Prozess, der sehr viel
Bewusstheit, Entspannung und Sicherheit vermitteln kann. Je nachdem, wie viel
Druck ausgeübt wird, kann die ASE begleitend oder fördernd angeboten
werden." (Nydahl/Bartoszek 2012, S. 182)

Die ASE führt zu einer tiefen und gleichmäßigen Atmung. Durch die
Konzentration auf die eigene Atmung wird die Körperwahrnehmung gefördert und
verstärkt. Außerdem wirkt sie atemregulierend, beruhigend und schlaffördernd.
(vgl. Elsevier GmbH 2007, S. 341)

2.3 Basale Stimulation®

Basal: „an der Basis liegend, Basis betreffend; fundamental, grundlegend; den Ausgangswert bezeichnend" (Reuter 2004, S. 236)

Stimulation: „Reiz, Reizung" (Reuter 2004, S. 2039)

„**Basale Stimulation®:** Handlungskonzept zur Förderung und Aktivierung schwer beeinträchtigter Menschen mit Bewegungs-, Kommunikations- und Wahrnehmungsveränderungen. Basale Stimulation® heißt, dass die Pflegenden mit dem Patienten einfache, aber grundlegende Angebote zur Anregung gemeinsam entwickeln, die dem Patienten helfen, seinen Körper und seine Umwelt neu zu erspüren und zu erfahren." (Elsevier GmbH 2007, S. 552)

Zusammenfassend kann man die Basale Stimulation® als eine Form ganzheitlicher, körperbezogener Kommunikation für Menschen mit wesentlichen Einschränkungen bezeichnen. „Basale Stimulation® orientiert sich an den Fähigkeiten eines Menschen, nicht an seinen Defiziten." (Elsevier GmbH 2007, S. 553)

3 Geschichte der Atemstimulierenden Einreibung

Die ASE, welche dem pflegerischen Konzept der Basalen Stimulation® entnommen wurde, wurde in den 1970er Jahren durch den Heil- und Sonderpädagogen Andreas Fröhlich entwickelt und in den 1980er Jahren durch die Krankenschwester und Diplompädagogin Professor Christel Bienstein in die Pflege übertragen. Sie griff grundlegende Elemente der Rhythmischen Einreibung von Frau Dr. Hauschka auf. Die ASE ist eine Möglichkeit, mit einem anderen Menschen über seine Atmung in Kontakt zu treten.
(vgl. Bienstein/Fröhlich 2012, S. 180)

Seit 1990 liegen erste Ergebnisse der Untersuchungen zur ASE vor, die das Konzept der Basalen Stimulation unterstützen. Durch Schürenberg konnte 1993 aufgezeigt werden, dass Ein- und Durchschlafverhalten durch die ASE gefördert wurde. 1998 wurde durch Lehmann aufgezeigt, dass die ASE Verwirrtheitszustände bei alten Menschen positiv beeinflussen kann. Im Intensivbereich konnten ähnliche Erfahrungen gesammelt werden. Verunsicherten Patienten wird durch die Einreibung Nähe verschafft, und sie fühlen sich akzeptiert. (vgl. Nydahl/Bartoszek 2012, S. 183)

4 Teilkonzepte der Atemstimulierenden Einreibung

Christel Bienstein hat für die Entwicklung der ASE mehrere Konzepte miteinander verknüpft. Sie berücksichtigte dabei die Atemtechnik.

Für die ASE sind drei Techniken aus der „Rhythmische Einreibung" nach Wegmann/Hauschka von Bedeutung. Dazu zählen der Rücken-Abstrich, das einhändige Kreisen am Rücken und das beidhändige Kreisen am Rücken.

Ilse Middendorf beschreibt drei Arten des Atems: die unbewusste Atmung, die willkürliche Atemführung und den erfahrbaren Atem. Aus Beobachtungen schlussfolgerte sie die heilende Wirkung einer ruhigen Atmung.

Die ASE lehnt sich an die japanische Shiatsumassage an. Durch den verstärkten Druck von Daumen und Zeigefinger entlang der Energiemeridiane, die links und rechts der Wirbelsäule verlaufen, wird eine Reizung erzielt. Durch die Aktivierung der Druckpunkte werden Organe, Geist und Emotionen positiv beeinflusst. (vgl. Kropik 2009, S. 32 ff.)

5 Prinzipien der Berührung in der Pflege

Der Pflegeberuf gehört zu den wenigen Berufen, in denen fremde Menschen berührt werden dürfen. Dies ist ein besonderes Privileg, zum anderen eine große Herausforderung. Hierzu sind gezielte Kenntnisse und eine Auseinandersetzung mit Berührung notwendig. Die Aufmerksamkeit des Pflegenden konzentriert sich dabei auf die Hände. Unser Wissen gibt uns Auskunft über die Art und Weise einer guten Berührung. Grundlage einer „guten" Berührung ist die Überwindung von Hemmnissen wie z. B. Angst vor Ansteckung, vor dem Anderssein und dem Fremden. Eine „gute" Berührung beginnt also im Kopf.

Menschen mit Altersverwirrtheit und Einschränkungen der Wahrnehmung bedürfen gezielter und eindeutiger Berührung. Pflegende haben die Aufgabe, ihr Wissen über die Berührung professionell einzusetzen. Bei diesen Menschen muss Berührung Orientierung und Sicherheit vermitteln und ihr Körperempfinden fördern. Der Pflegende sollte einen Rhythmus in der Berührung entwickeln, die Konstanz der Berührung erhalten und langsam die Kontaktintensität aufbauen. Der Betroffene sollte immer allein berührt werden, da gleichzeitige Aktivitäten verwirren. Der Anfang und das Ende einer Handlung sollte klar signalisiert werden. (vgl. Bienstein/Fröhlich 2012, S. 51 ff.)

6 Die Atemstimulierende Einreibung

Die ASE ist therapeutisch so wirkungsvoll, dass sie von erfahrenen Pflegekräften durchgeführt werden sollte. Nur so kann sich die therapeutische Wirkung voll entfalten. Bei der Ausübung der ASE entsteht zwischen Patient und Pflegeraft ein kommunikativer Prozess. Durch die angleichenden Atemrhythmen wird sehr viel Nähe, Entspannung und Vertrauen vermittelt. Der intensive körperliche Kontakt vermittelt dem Patienten Sicherheit. Durch eine vertiefte Ausatmung lösen sich auch psychosomatische Spannungen. Die Patienten fühlen sich geistig und körperlich wohler.

6.1 Indikationen der Atemstimulierenden Einreibung

Einreibungen fördern gezielt die Körperwahrnehmung und unterstützen die Konzentrationsfähigkeit des Patienten. Anwendungsgebiete der ASE sind: „…

- Patienten mit depressiven Zuständen,
- Menschen mit Einschlafstörungen,
- Betroffene mit Wahrnehmungsverlusten des Körpers (…),

- Menschen vor schweren operativen oder diagnostischen Eingriffen oder nach Mitteilung einer malignen Diagnose,
- beatmete Patienten in der Phase des Abtrainierens vom Beatmungsgerät und
- Schmerzpatienten." (Bienstein/Fröhlich 2012, S. 181)

Derzeit sind keine Bereiche bekannt, in dem die ASE kontraindiziert wäre. Die ASE verhilft dem Patienten zu einer bewussten, harmonischen Atmung.

6.2 Ziele der Atemstimulierenden Einreibung

„Ziel der ASE ist es, dem Patienten zu einer gleichmäßigen, ruhigen und tiefen Atmung zu verhelfen." (Bienenstein/Fröhlich 2012, S. 181)
Die Körperwahrnehmung des Patienten soll unterstützt und gefördert werden. Gleichzeitig sollen dem Patienten sehr viel Beruhigung, Entspannung und Sicherheit vermittelt werden. Weitere Ziele sind:

- Beziehungsaufbau ermöglichen,
- Psychische Stabilisierung,
- Stressminderung,
- Einschlafförderung,
- Entwicklung eines Tag-Nacht-Rhythmus,
- Prä- und postoperative Vor- und Nachsorge,
- Pneumonieprophylaxe,
- Weaning (Unterstützung im Rahmen der Entwöhnung von einem Respirator).
  (vgl. Nydahl/Bartoszek 2012, S. 182 f.)

7 Anleitungsprozess Atemstimulierende Einreibung

Mein Anleitungsthema umfasst die selbstständige Durchführung der Atemstimulierenden Einreibung von Schülerin Nancy.

7.1 Bedingungen der Anleitung

Die Schülerin Nancy, 22 Jahre jung, befindet sich im zweiten Ausbildungsjahr als Gesundheits- und Krankenpflegerin. Davor absolvierte sie schon ein Pflege-helferexamen. Dieser Beruf ist aufgrund seiner vielfältigen Tätigkeiten und des Umgangs mit Menschen äußerst interessant. Die Schülerin Nancy zeigt sich in der Pflege sicher, flexibel und affektiv. Schülerin Nancy ist ein visueller Lerntyp, liest gerne und kann Gelesenes gut wiedergeben. Durch Zeigen und Sehen begreift sie sehr schnell. In der Schule wurden die theoretischen Grundlagen zur ASE bereits besprochen. Schülerin Nancy ist sehr motiviert und kennt sich in der Einrichtung gut aus. Die Patienten mögen ihr aufgeschlossenes und fröhliches Wesen. Vergangene Woche hatte sie ein negatives Erlebnis mit einem Patienten. Seitdem kommen bei ihr Ängste auf, Fehler zu machen. Sie befürchtet, durch falsche Bewegungen oder zu starken Druck bei der Einreibung, dem Patienten zu schaden.

Als Praxisanleiterin arbeite ich schon seit fünf Jahren. Meine Arbeitsweise ist strukturiert und gewissenhaft und mein Wissen aktualisiere ich regelmäßig durch Fortbildungen. Meine Stärken sind Geduld, Sensibilität, Einfühlsamkeit und Verständnis. Ich kann gut zuhören und strahle Ruhe und Gelassenheit aus. Unterstützung bei den Anleitungen erfahre ich durch mein Kollegenteam, sodass stets das Wohlbefinden der Patienten bedacht wird. Von Schülerin Nancy erwarte ich empathisches Verhalten gegenüber Patienten, Ordentlichkeit und Offenheit für die Pflege und Medizin gleichermaßen.

Auf der Station A7 befinden sich 18 Patienten mit neurologischen Erkrankungen zur Rehabilitation. Nach Anordnung des Arztes darf bei drei Patienten die ASE angewendet werden. Da die Patienten sich in Einzelzimmern befinden, ist die Intimsphäre gewahrt. Die Arbeitsmaterialien lagern in einem separaten Raum, in dem in Ruhe die benötigten Materialien zur Anleitung vorbereitet werden können.

Einmal täglich soll die ASE sinnvoll in den Pflegealltag integriert werden. Die Patientinnen Frau Meier und Frau Schulze sind damit einverstanden, dass Schülerin Nancy die Anleitung durchführt und somit die Chance zum Lernen bekommt. Herr Müller steht dieser Situation skeptisch gegenüber und lehnt ab, da er befürchtet, einen Schaden zu erleiden. Beide Patientinnen erkrankten an einem Hirninfarkt, wobei Frau Meier von einer Hemiparese links betroffen ist und unter Wahrnehmungsstörungen sowie Schmerzempfindlichkeit leidet. Frau Schulze dagegen findet nachts nicht in den Schlaf und ist äußerst unruhig und ängstlich. Ihr Atem ist schnell und flach. Bei Frau Meier bietet es sich an, die ASE nach der Grundpflege anzuwenden, um die Körperwahrnehmung durch die Konzentration auf die Atmung zu fördern und Vertrauen zu vermitteln. Frau Schulze erhält die Maßnahme vor dem Schlafengehen, da die rhythmischen Bewegungen atemregulierend wirken und somit schlaffördernd. Gleichzeitig vermittelt ihr die ASE auch Sicherheit und Nähe.

7.2 Planung der Anleitung

Die Anleitung bedarf einer Zeitplanung. Für die Anleitung suche ich mir einen Wochentag aus, der laut Dienstplan eine gute Personalbesetzung aufweist. Ich informiere meine Kollegen und die Leitung über die geplante Anleitung. Des Weiteren lasse ich die geplante Zeit für die Anleitung im Dienstplan schriftlich vermerken.

Hauptziel der Anleitung ist, dass die Schülerin Nancy am 23.11.2012 die ASE selbstständig durchführt.

Nebenziele sind, dass Schülerin Nancy ihre Ängste überwindet, sowie selbstsicher und gelassen arbeitet. Sie setzt ihr erlerntes Wissen praktisch um und beachtet die Wünsche der Patienten, indem sie mit ihnen vor und nach der ASE kommuniziert. Die Patientin Frau Meier spürt ihre Lebenskraft und nimmt sich selbst wahr. Bei Frau Schulze zeigt sich, dass der Atem langsamer und ruhiger wird. Sie schläft tief und fest. Die Kollegen sind entlastet, da Schülerin Nancy die Behandlungspflege der zwei Patientinnen zukünftig übernehmen kann. Als Praxisanleiterin stärke ich das Selbstbewusstsein der Schülerin Nancy und bringe ihr durch mein Einfühlungsvermögen Wertschätzung und Akzeptanz entgegen. Die Lernziele von Schülerin Nancy bestehen darin, dass sie die Krankheitsbilder und die pflegerischen Besonderheiten von Frau Meier und Frau Schulze kennen lernt. Unter anderem soll sie bis zum Anleitungstermin im

Lehrbuch „Pflege Heute" und im „Expertenstandard" nachlesen und Fragen über Ziele und Indikationen der ASE beantworten können.

7.3 Durchführung der Anleitung nach dem Wochenplan

Nachdem die Bedingungen berücksichtigt und das Thema festgelegt ist, beginnt nun die Anleitung.

Im ersten Vorgespräch am 19.11.2012 um 08:00 Uhr lernen sich Schülerin und Praxisanleiterin näher kennen. Schülerin Nancy erzählt, was im Unterricht zu dem Thema ASE besprochen wurde. Dann erkläre ich die Durchführung der ASE und welche Besonderheiten zu beachten sind. Ich zeige der Schülerin, wo sich die Materialien befinden. Dann demonstriere ich die ASE bei Frau Meier und Schülerin Nancy schaut aufmerksam zu. Im Anschluss klären wir aufkommende Fragen. Sie bekommt den „Expertenstandard" zum Lesen mit nach Hause und die Aufgabe, im Lehrbuch „Pflege Heute" Indikationen und Ziele der ASE näher zu recherchieren. Die Dauer der Anleitung beträgt 50 Minuten.

Im zweiten Vorgespräch am 20.11.2012 um 08:00 Uhr besprechen wir erneut die Durchführung der ASE. Ich stelle ihr Fragen zum „Expertenstandard", um ihr Wissen zu kontrollieren. Dann assistiert mir Schülerin Nancy bei der ASE bei Frau Meier und erklärt mir im Anschluss den schrittweisen Ablauf. Am Schluss werden noch anstehende Fragen besprochen. Die Dauer der Anleitung beträgt 50 Minuten.

Am nächsten Tag, 21.11.2012 um 19:00 Uhr findet wieder ein kurzes Vorgespräch statt. Danach leite ich Schülerin Nancy bei der Ausübung der ASE bei Frau Schulze an und dokumentiere mit ihr gemeinsam. Ich fordere sie auf, ihr Handeln zu reflektieren. Im Anschluss reflektiere ich sie. Die Dauer der Anleitung beträgt 60 Minuten.

Am 22.11.2012 um 19:00 Uhr führt Schülerin Nancy bei Frau Schulze die ASE selbstständig durch und erklärt dabei ihr Handeln. Im Anschluss dokumentiert sie ohne Hilfe. Danach reflektiert sie ihr Handeln und lässt sich reflektieren. Die Dauer der Anleitung beträgt 35 Minuten.

Am 23.11.2012 um 08:00 Uhr führt Schülerin Nancy bei Frau Meier die ASE selbstständig durch, während ich ihre Arbeitsweise beobachte. Bei Bedarf stellt sie mir noch Fragen. Danach reflektiert sie sich selbst. Die Dauer der Anleitung beträgt 25 Minuten. Das Ziel wurde erreicht. (Abb. 1 Wochenplan Anleitung ASE)

7.4 Durchführung der pflegerischen Maßnahme

Die Vorgespräche finden in einem Raum statt, in dem Störungen weitgehend ausgeschlossen sind. Das Gespräch geschieht unter vier Augen in einer angenehmen Atmosphäre. An der Zimmertür, in dem die Anleitung durchgeführt wird, befindet sich außen eine Türbeschilderung „Vorsicht Anleitung!"

Schülerin Nancy bereitet vor Beginn der Maßnahme die Materialien vor. Sie verwendet eine unparfümierte Wasser-in-Öl-Lotion, da ätherische Öle Hautirritationen hervorrufen könnten. Dann klopft sie an der Patiententür und begrüßt nach Eintritt Frau Meier. Schülerin Nancy informiert die Patientin über die geplante Maßnahme und stimmt mit ihr den Zeitpunkt ab. Sie schließt ggf. die Fenster und reguliert die Heizung. Der Raum muss angenehm temperiert sein. Besucher werden aus dem Zimmer gebeten. Das Patientenbett bringt sie auf Rücken schonende Arbeitshöhe und positioniert Frau Meier in 135 Grad Seitenlage leicht diagonal, sodass sie den Rücken der Patientin gut erreichen kann. Schülerin Nancy wählt diese Position, da Frau Meier eine Hemiparese links hat und im Sitzen noch unsicheres Verhalten zeigt. Sie entfernt störende Kleidungsstücke unter Berücksichtigung der Intimsphäre. Danach wäscht und desinfiziert sie sich die Hände nach dem Hygieneplan, verteilt und erwärmt gleichmäßig die Lotion in den Handinnenflächen, ohne Handschuhe oder Ringe zu tragen. Während der Einreibung bedarf es der absoluten Ruhe. Es sollten keine Gespräche geführt werden. Die Patientin soll sich entspannen und auf die Berührungen konzentrieren. Nach dem Beginn des Eincremens legt Schülerin Nancy beide Hände am Nacken parallel zur Halswirbelsäule sanft auf. Ihre Finger bleiben geschlossen und die Hände liegen ganzflächig auf. Eine Hand von ihr verbleibt kurz am unteren Rippenbogen, um die Atmung von Frau Meier zu spüren. Das Auftragen der Lotion erfolgt durch gleichmäßige Ausstreichungen der flachen Hand vom Nacken in Richtung Steiß. Vom Steiß führt sie die Hände versetzt wieder zum Nacken zurück.

Jetzt beginnt die eigentliche Einreibung durch anschließende Kreisbewegungen synchron zum Atemrhythmus von Schülerin Nancy. Die Abwärtsbewegungen (Ausatmung) neben der Wirbelsäule erfolgen mit Druck auf Daumen und Zeigefinger. Die Aufwärtsbewegungen (Einatmung) an den Brustkorbseiten erfolgen mit nachlassendem Druck, die Hände bleiben flach und die Finger zusammen. So werden mehrere spiralförmige Kreisbewegungen bis zum unteren Rand des Brustkorbes ausgeführt. Anschließend werden die Hände nacheinander vom Körper gelöst und wieder auf den Schultern abgelegt. Dabei hält eine Hand immer den Hautkontakt zum Patienten. Diesen Vorgang wiederholt Schülerin Nancy fünf- bis achtmalig. Während der gesamten Einreibung bleibt der Körperkontakt zwischen ihr und Frau Meier bestehen. Beim Zurückführen der Hände vom Steiß zum Nacken werden die Hände wieder versetzt vom Rücken genommen. Zum Schluss wird der Rücken vom Nacken bis zum Steiß deutlich ausgestrichen. Auch hier reißt der Körperkontakt zwischen Schülerin Nancy und der Patientin nicht ab. Schülerin Nancy beobachtet erneut die Atemsituation von Frau Meier und erkundigt sich nach ihrem Befinden. Sie unterstützt sie beim Ankleiden unter Berücksichtigung ihrer Ressourcen, bringt sie in eine bequeme Position und deckt sie zu. Danach räumt sie den Arbeitsplatz auf und dokumentiert die Situation vor und nach der Maßnahme mit Uhrzeit und Handzeichen. (Abb. 2 und 2a, Pflegeleitlinie Atemstimulierende Einreibung)

8 Zusammenfassung

Durch die intensive Auseinandersetzung mit dem Thema der Atemstimulierenden Einreibung wurde mir bewusst, dass es in unserem Haus der Asklepios Weserbergland-Klinik viele Patienten gibt, an denen diese Maßnahme ihren Einsatz finden könnte. Sie lässt sich gut in den Prozess des Alltags integrieren und ist anwendbar bei all unseren Patientinnen und Patienten mit Schmerzen, Einschlafstörungen und Wahrnehmungsverlusten.
Die letzten Wochen zeigten mir, dass eine große Akzeptanz der ASE im Team und bei den Patientinnen und Patienten vorhanden ist. Sie hilft beim Gesundwerden, da der ganze Mensch im Mittelpunkt steht. Es findet eine ganzheitliche, körperbezogene Kommunikation statt. Durch das gemeinsame Atmen und den gleichen Rhythmus wird ein Verständnis ohne Worte geschaffen.

Bei der Ausübung der ASE habe ich die Möglichkeit, dem Patienten das Gefühl zu geben, für ihn da zu sein. So kann er entspannen und sich selbst spüren, was ihm Sicherheit und Vertrauen gibt. Seine verbleibenden Kräfte kann er nutzen, um sich selbst neu zu finden.

Fazit: Bei der ASE werden verschiedene Aspekte der Wahrnehmung und des Bewusstseins integriert, die zu einer ruhigen und tiefen Atmung verhelfen. Gleichzeitig wird das Konzentrationsvermögen gefördert und das Interesse am äußeren Geschehen geweckt. Abschließend ist anzumerken, dass die ASE nicht am Patienten durchgeführt wird, sondern mit ihm zusammen.

„Wir nehmen viel mehr wahr und werden viel mehr von unserer Wahrnehmung beeinflusst als wir WISSEN.
Die Signale die wir aussenden und empfangen, sind mitunter so subtil, daß sie uns nicht bewußt werden." (Watzlawick)

9 Quellenverzeichnis

Literatur aus Büchern:

Bienstein, Christel/**Fröhlich,** Andreas (2012): Basale Stimulation® in der Pflege. Die Grundlagen. Bern

Elsevier GmbH (2007): Pflege Heute. München, Jena

Kirschnick, Olaf (2006): Pflegetechniken. Stuttgart, New York

Nydahl, Peter/**Bartoszek,** Gabriele (Hrsg.) (2012): Basale Stimulation. Wege in der Pflege Schwerstkranker. München

Reuter, Peter (2004): Springer Lexikon Medizin. Medizin zum Begreifen nah. Berlin, Heidelberg, New York

Literatur aus dem Internet:

Kropik, Martin (2009): Die Modifizierte Atemstimulierende Einreibung. Fachbereichsarbeit, S. 32-37, http://www.basale.at/themes/basale/html/ fachbereichsarbeit_martin_kropik.pdf, [Stand: 10.10.2012, 18.30 Uhr]

Watzlawick, Paul: Basale Stimulation® in der Pflege. Internationaler Förderverein E.V. Grundlagen Praxis. Skripte Wahrnehmung. http://www.basale-stimulation.at/html/frameset_praxis.htm [Stand: 05.11.2012, 17.30 Uhr]

10 Abbildungsverzeichnis

11 Anhang

Wochenplan

Thema: Selbstständige Durchführung der Atemstimulierenden Einreibung (ASE)

Tag	1. Tag/Dat.: 19.11.12	2. Tag/Dat.: 20.11.12	3. Tag/Dat.: 21.11.12	4. Tag/Dat.: 22.11.12	5. Tag/Dat.: 23.11.12
In- halte und Auf- gaben	Beginn 08:00 Uhr, Sprecche mit deiner PA über die ASE, Lass dir die Durchführung der ASE und Besonderheiten erklären, Lass dir erklären, wo die Materialien liegen, Beobachte die PA bei der Durchführung der ASE bei Fr. Meier, Höre deiner PA gut zu u. stelle im Anschluss Fragen, Lese den Standard u. im Lehrbuch zur ASE.	Beginn 08:00 Uhr, Sprecche mit deiner PA über die ASE, Beantworte Fragen zum Standard, Assistiere PA bei der ASE bei FR. Meier, Lass dich Anleiten, in dem was du tun sollst, Erkläre deiner PA den schrittweisen Ablauf der ASE, Stelle im Anschluss Fragen.	Beginn 19:00 Uhr, Führe ein kurzes Vorgespräch mit deiner PA, Lass dich von deiner PA bei der Durchführung der ASE bei Fr. Schulze anleiten, Dokumentiere mit Hilfe deiner PA, Reflektiere dein Handeln, Lass dich reflektieren.	Beginn 19:00 Uhr, Führe die ASE bei Fr. Schulze selbstständig durch, Erkläre während dessen deiner PA dein Handeln, Dokumentiere ohne Hilfe deiner PA, Reflektiere dein Handeln, Lass dich reflektieren.	Beginn 08:00 Uhr, Führe die ASE bei Fr. Meier selbstständig unter Beobachtung deiner PA durch, Stelle im Anschluss bei Bedarf Fragen, Reflektiere dich selbst, Zielkontrolle.
Medien und Material	Fr. Meier, PA, Standard, Lehrbuch	Fr. Meier, PA, Standard	FR. Schulze, PA, Kurve zur Dokumentation	Fr. Schulze, PA, Kurve zur Dokumentation	Fr. Meier, PA, Kurve zur Dokumentation
Zeit	50 Minuten	50 Minuten	60 Minuten	35 Minuten	25 Minuten

Gesamtzeit: 3 h 40 min

Unterschrift Schüler: Nancy P.

Unterschrift Mentor: Kerstin Vorlauf

Abb. 1:   Wochenplan Anleitung ASE (Vorlauf, Kerstin 2012)

| Atmen | Atemtherapie | Atemunterstützung |

Medizinische Hochschule Hannover - Pflegeleitlinie   **Version 2**

Atemstimulierende Einreibung (ASE)

Indikation:
- durch Schmerzen hervorgerufene Schonatmung
- flache, schnelle Atmung
- psychomotorische Unruhe- und Erregungszustände
- Desorientierung
- Ein- und Durchschlafstörungen
- Weaning (Entwöhnung vom Beatmungsgerät)

Kontraindikation: z. B. entzündliche Hautveränderungen, Wunden, Bestrahlungsfelder am Rücken

Ziel:
- Wohlbefinden des Patienten fördern
- bewusstes Atmen
- Beeinflussung der Atemfrequenz
- körperliche und psychische Entspannung

Hinweis: Bei der ASE handelt es sich um eine rhythmische, mit unterschiedlichem Händedruck arbeitende Einreibung zur Atemtherapie im Rückenbereich, in Ausnahmefällen im Brustbereich. Durch sich angleichende Atemrhythmen entsteht zwischen Patient und Pflegeperson ein kommunikativer Prozess, der sehr viel Nähe, Entspannung und Sicherheit vermitteln kann. Zur Einreibung sollten keine Handschuhe getragen werden, da der Hautkontakt wichtig ist.

Vorbereitung

Material: - Wasser in Öl (W/O) Lotion / Creme z. B. Laceran®, Linola Fett®, PH 5 – Eucerin

Patient - sitzende Position mit Stützmöglichkeit vor der Brust
- immobile Patienten in Seitenlage (bevorzugt 135° Seitenlagerung)

Abb. 2:   Pflegeleitlinie Atemstimulierende Einreibung

              (Medizinische Hochschule Hannover 2007, S. 1)

Häufigkeit:	bei Bedarf
Anzahl der Personen Durchführung:	1 Qualifikation: KS / KP mit entsprechender Fortbildung

Literaturhinweis:	- Schürenberg A: unveröffentlichte Grafik zur ASE - Basale Stimulation in der Pflege, C. Bienstein, A. Fröhlich, 9. Auflage, Düsseldorf 1996 - Basale Stimulation Neue Wege in der Intensivpflege, P. Nydahl, G. Bartoszek, Berlin, Wiesbaden, 2000

Durchführung:

Eine Hand bleibt stets am Rücken des Patienten
(Hautkontakt zum Patienten darf nicht unterbrochen werden)

- Rücken mit W/O Lotion eincremen
- beide Hände ganzflächig geschlossen am Nacken direkt rechts und links neben der Wirbelsäule auflegen
- Atmung des Patienten wahrnehmen
- bei der Ausatmung führt die Bewegung der Hände ein paar Zentimeter entlang der Wirbelsäule nach unten, dann seitwärts in Richtung Brustkorb
- während der Einatmung die Hände mit deutlich geringerem Druck in kreisender Bewegung zur Wirbelsäule zurückführen
- Vorgang bis zum unteren Rippenbogen wiederholen
- Hände versetzt zum Nacken zurücklegen
- gesamte Einreibung 5 - 8x wiederholen (bis zu 5 Minuten)
- zum Abschluss wird der Rücken von oben nach unten ausgestrichen

Abb. 2:   Pflegeleitlinie Atemstimulierende Einreibung

(Medizinische Hochschule Hannover 2007, S. 1-2)

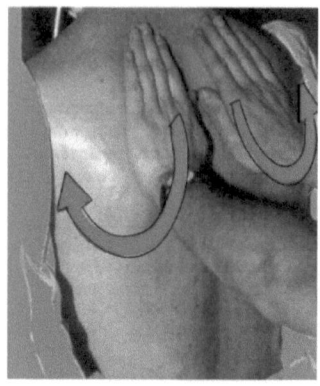

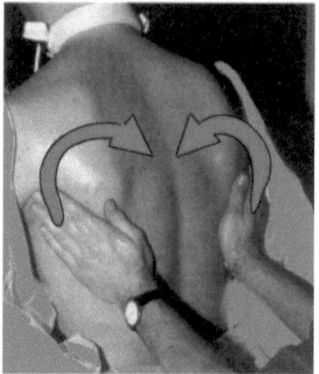

Bewegung während der
Ausatmung - mit Druck

Bewegung während der
Einatmung - mit deutlich
weniger Druck

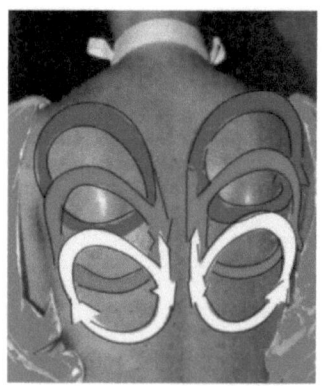

Die gesamten Bewegungen
während der ASE führen in
spiralförmigen Kreisen von den
Schultern bis zum untern Rand.

Abb. 2a: Pflegeleitlinie Atemstimulierende Einreibung
            (Medizinische Hochschule Hannover 2007, S. 2)